OBSERVATIONS

DE MALADIES

DES ARTICULATIONS

Suite de Goutte, de Rhumatisme ou de violences extérieures

TRAITÉES PAR LES

BOUES THERMO-MINÉRALES SULFUREUSES

DE

SAINT-AMAND (Nord),

RECUEILLIES

PAR D. CHARPENTIER

Docteur en Médecine,
Membre titulaire de la Société de Médecine de Paris,
Correspondant de l'Académie impériale de Médecine, de celle des Sciences médicales et naturelles de Bruxelles,
et d'autres Sociétés savantes, nationales et étrangères, ancien médecin-inspecteur des Thermes de Saint-Amand.

PARIS
IMPRIMÉ CHEZ BONAVENTURE ET DUCESSOIS
55, QUAI DES GRANDS-AUGUSTINS.

1858

Nous avons publié, au commencement de 1858, une série d'observations de maladies de la moelle épinière traitées avec succès par les boues des thermes de Saint-Amand[1]; ces affections ne sont cependant pas celles dont sont atteints le plus grand nombre des malades qui se rendent chaque année dans cet établissement; les névralgies, principalement celle du nerf sciatique, le rhumatisme musculaire, mais surtout les arthrites, suite de violences extérieures, de goutte ou de rhumatisme, sont les maladies qu'on y voit plns particulièrement, parce que ce sont celles contre lesquelles ces boues ont le plus d'efficacité. Les faits que nous allons rapporter, qui ne concernent que des lésions articulaires, démontreront en effet combien est grande, dans ces cas, la puissance de ces agents thérapeutiques.

PREMIÈRE SÉRIE

Arthrites rhumatismales.

PREMIÈRE OBSERVATION.

Engorgement chronique des doigts et des poignets, déformation des deux mains, dissipés après vingt-cinq jours de traitement.

Madame Guérin, âgée de 41 ans, d'un tempérament

[1] Broch. : chez Jules Masson, rue de l'Ancienne-Comédie, 26, à Paris.

bilieux, propriétaire à Paris, était sujette, depuis longtemps, à des douleurs vagues de rhumatisme qui n'avaient aucune gravité. Dans l'automne de 1856, elles se fixèrent plus particulièrement dans la main droite, puis ensuite s'étendirent à la gauche ; elle n'en souffrait d'ailleurs que modérément, et le plus souvent pendant la nuit. Aucun moyen actif de traitement ne fut employé pour combattre cette affection, dont elle ne commença à s'inquiéter que lorsqu'elle eut observé que les articulations métacarpo-phalangiennes se gonflaient, travail morbide qui d'ailleurs se développait avec une extrême lenteur, et qui ne fut traité que par des frictions excitantes qui restèrent sans résultat utile.

Cependant, avec le temps, la maladie fit beaucoup de progrès ; les extrémités de toutes les phalanges étaient considérablement gonflées, les mouvements très-difficiles, de même que ceux des articulations radio-carpiennes, surtout de la gauche, et les mains étaient sensiblement déjetées en dehors. Dans le mois d'avril 1857, madame Guérin consulta M. le docteur Gendrin de Paris, qui lui conseilla d'aller prendre les boues de Saint-Armand, où elle se rendit le 25 juin suivant.

A l'arrivée de la malade, toutes les articulations des doigts et des poignets étaient dans l'état que nous venons de décrire ; les mouvements très-restreints, sans cependant être bien douloureux.

Malgré la longue durée de cette maladie, elle était complétement dissipée après vingt-huit jours de traitement consistant dans l'emploi des bains de boues et des douches d'eau sulfureuse.

Ce fait est digne de remarque à cause de la promptitude avec laquelle la guérison s'est opérée. Ce n'est le plus souvent qu'avec une extrême lenteur que les maladies des os s'établissent, à cause de leur faible vitalité, et ce n'est aussi que très-lentement qu'elles se dissipent; cependant en peu de jours toutes ces articulations, si malades, étaient rentrées dans leur état normal.

Les faits suivants sont plus remarquables encore sous ce rapport.

DEUXIÈME OBSERVATION.

Inflammation chronique de toutes les articulations des phalanges; déformation des deux mains; hydarthrose de l'articulation huméro-cubitale droite : trente-deux jours de traitement; très-grande amélioration.

M. Masse, âgé de 43 ans, d'une bonne constitution, employé dans une fabrique d'impressions sur tissus à Paris, est un ancien militaire qui, depuis quinze ans qu'il est retiré du service, a toujours plus ou moins souffert de rhumatisme. Obligé, par la nature de ses occupations, à mettre souvent les mains dans de l'eau à des températures très-différentes, il sentit, en 1856, ses douleurs se fixer plus particulièrement dans ces parties. Au printemps de 1857, les extrémités des phalanges des deux mains grossirent; les os du carpe prirent eux-mêmes plus de développement, et les mouvements des doigts devinrent difficiles et douloureux. La maladie parut se calmer pendant les chaleurs, les douleurs furent moins fortes, mais le gonflement des os ne diminua pas. Dans l'automne suivant, le mal reprit sa marche ascendante, et l'articulation huméro-cubitale droite devint très-sensible et s'engorgea.

Bien des moyens de traitement ayant été employés sans succès, le malade, d'après le conseil de M. le docteur Bonneau, alla prendre les bains de boues des thermes de Saint-Amand, où il arriva le 2 juillet 1858.

A son entrée dans cet établissement, les deux mains sont fortement déjetées en dehors; toutes les articulations des phalanges sont volumineuses, par suite de l'hypertrophie des extrémités de ces os, et de l'engorgement des parties molles qui les entourent. Les poignets sont eux-mêmes plus gros que dans l'état normal; plusieurs doigts sont fléchis et touchent la paume des mains. La flexion des autres est moins prononcée; les mouvements volontaires y sont difficiles et ne s'exécutent qu'avec douleur. L'articulation huméro-cubitale droite est grosse, il y existe un épanchement assez considérable dans la capsule synoviale; les mouvements y sont peu étendus.

Le traitement, qui consiste dans de fortes douches et des bains de boues de longue durée, s'est terminé le 3 août, après avoir amené une très-grande amélioration: le redressement des doigts, à l'exception de deux, était complet; le gonflement des os beaucoup diminué; les mains avaient repris leur rectitude naturelle et les douleurs n'existaient plus. L'hydarthrose du coude droit était diminuée de moitié, et les mouvements de cette articulation s'exécutaient assez librement dans une grande étendue.

TROISIÈME OBSERVATION.

Ankylose des articulations de l'orteil gauche, engorgement considérable de l'articulation tibio-tarsienne avec hypertrophie de l'extrémité inférieure du tibia, suite d'accès de goutte; hydarthrose du genou; état général de la santé mauvais; souffrance des organes digestifs. Une première saison aux eaux de Wisbaden est très-favorable; une seconde est sans résultat utile; très-grande amélioration après quarante bains de boues.

M. ***, âgé de 42 ans, propriétaire à Magdebourg, d'un tempérament lymphatico-sanguin, d'une constitution altérée par de longues souffrances physiques, eut, au commencement de 1854, une première attaque de goutte qui affecta le gros orteil du pied gauche. Elle fut légère, et ne lui fit aucunement modifier ni son régime ni sa manière de vivre : il menait une vie casanière, était grand mangeur et prenait beaucoup trop de boissons alcooliques, bien qu'il ne s'enivrât pas. Dans le mois de septembre suivant, il éprouva un second accès, puis un troisième, en novembre de la même année, qui, cette fois, fut très-intense; il ne se borna point au gros orteil, il affecta les articulations tibio-tarsienne et fémoro-tibiale gauches. M. *** dut garder le lit pendant près de deux mois, malgré le traitement énergique qui fut employé, consistant principalement dans les saignées générales et locales, dans les vésicatoires volants et des frictions médicamenteuses de toute nature. Lorsqu'il put quitter le lit, ce ne fut qu'avec beaucoup de peine, tant les mouvements étaient douloureux. Cet état de choses se continua longtemps. La marche était très-difficile, quoique aidée par des béquilles, et la santé générale mauvaise, par suite de la longue souffrance des organes digestifs. En 1855, le malade alla prendre les eaux de Wisbaden, dont il se trouva bien ; cependant, dans l'automne suivant, les douleurs revinrent dans les articulations malades, et il s'aperçut qu'elles s'engorgeaient de nouveau, surtout celle du genou. En 1856, il retourna aux eaux de Wisbaden, dont il n'éprouva cette fois aucun effet avantageux. Au commencement de 1857, il se rendit près d'un de ses amis à Gand, qui l'engagea à se confier aux soins de M. le docteur Vanderhargue, qui le soumit à différents traitements, sans plus de succès que tous ceux qu'il avait employés jusqu'alors. Après quelques mois de séjour dans cette ville, il retourna à Magdebourg, où il passa quelques mois encore dans l'état que nous venons de décrire.

En février de 1858, ayant eu occasion de voir une personne qui, quelques années auparavant, avait été aux Thermes de Saint-Amand pour une ancienne entorse, il se décida à se rendre dans cet établissement, où il arriva le 10 juillet, présentant l'état qui suit : amaigrissement considérable ; aspect général mauvais ; symptômes d'irritation gastro-intestinale ; appétit nul ; le gros orteil droit volumineux et déformé ; ankylose de ses articulations ; engorgement considérable des articulations tibio-tarsiennes, dont les os sont hypertrophiés ; mouvements très-difficiles de ces parties ; hydarthroses du genou ; marche très-difficile, quoique facilitée par des béquilles.

M. *** reste cinquante jours dans les Thermes, pendant lesquels il prend quarante bains de boues et autant de douches. L'effet du traitement est des plus favorables, les fonctions de l'estomac se font beaucoup mieux, aussi le malade a-t-il repris de l'embonpoint; le gros orteil est dans le même état, mais l'articulation tibio-tarsienne va beaucoup mieux; l'engorgement des parties molles est presque entièrement passé, et le volume anormal du tibia sensiblement diminué; les mouvements de cette articulation sont plus étendus, et sans douleur; l'hydarthrose du genou est en grande partie dissipée; M. *** peut marcher sans béquilles, avec l'aide d'une canne.

QUATRIÈME OBSERVATION.

Rhumatisme affectant simultanément les muscles et les articulations du côté droit du corps. Trente jours de traitement; très-grande amélioration.

Madame Descotignies, âgée de 44 ans, propriétaire à Lille, de très-forte constitution, se portait bien depuis longtemps, seulement elle était parfois tourmentée par des douleurs vagues, contre lesquelles elle n'employait que d'insignifiants moyens de traitement. En 1854, le genou droit fut atteint d'un rhumatisme subaigu, puis successivement les articulations tibio-tarsienne, iléo-fémorale et celles du coude et de l'épaule; mais du côté droit seulement. La maladie n'était cependant pas bornée à ces parties, elle s'étendait également aux muscles de la jambe, des parois de l'abdomen, de la poitrine et des membres supérieurs de ce même côté. Tous les mouvements étaient douloureux et des plus difficiles. La maladie resta stationnaire jusqu'à 1858, époque où cette dame alla prendre les boues de Saint-Amand. A son entrée, elle marchait avec beaucoup de peine, traînait la jambe, par suite de la souffrance de l'articulation iléo-fémorale, et ne pouvait guère se servir du bras gauche, dont les mouvements étaient également pénibles. Elle ressentait dans toutes les extrémités une forte sensation de froid. Après vingt jours de traitement, il y avait déjà une grande amélioration : la marche était devenue beaucoup plus facile, par suite de la diminution des douleurs, qui étaient tout à fait dissipées quand, dix jours après, madame Descotignies quittait l'établissement, marchant aussi librement qu'avant sa maladie.

CINQUIÈME OBSERVATION.

Inflammation rhumatismale chronique des articulations tibio-tarsiennes et des phalanges de la main droite ; marche très-difficile. Vingt et un jours de traitement ; guérison.

Madame Ménager, de Chatain (Eure-et-Loire), âgée de 38 ans, d'un tempérament lymphatico-sanguin, d'une bonne constitution, n'avait jamais éprouvé de rhumatisme, quand, en 1855, elle ressentit des douleurs de cette nature dans les deux articulations tibio-tarsiennes, plus prononcées toutefois dans la droite que dans la gauche ; il s'y déclara beaucoup d'engorgement, aussi la marche était-elle très-difficile. En 1856, les poignets et les doigts des deux mains devinrent également douloureux, se tuméfièrent, surtout l'annulaire et l'auriculaire de la main droite. Madame Ménager, ne cessant pas de souffrir, malgré un grand nombre de moyens de traitement qui lui furent conseillés, soit par des médecins, soit par des personnes étrangères à la médecine, alla consulter, dans le mois de janvier de 1858, M. le docteur Gendrin de Paris, qui l'engagea à faire usage des boues de Saint-Amand, aussitôt la saison venue, ce qu'elle fit dans les premiers jours de juin suivant. A son arrivée à l'établissement, les articulations tibio-tarsiennes étaient très-tuméfiées, pas douloureuses toutefois, mais les mouvements gênés au point que la marche n'était possible qu'avec des béquilles ; les doigts annulaire et auriculaire de la main droite étaient fortement fléchis, déjetés de côté, et n'auraient pu être redressés sans souffrance ; il n'existait d'ailleurs aucun trouble de fonction des viscères splanchniques. Après vingt et un jours de traitement, l'engorgement des articulations était presque entièrement dissipé, les doigts redressés, les béquilles avaient été abandonnées, et la marche n'était aidée que par une canne.

SIXIÈME OBSERVATION.

Inflammation des articulations du pied, du poignet et des phalanges gauches ; main, de ce côté, déformée et déjetée en dehors ; engorgement considérable de toutes ces parties. Très-grande amélioration après trente-cinq jours de traitement.

Madame veuve Moreau, propriétaire à Paris, âgée de

46 ans, d'un tempérament lymphatico-sanguin, éprouvait depuis longtemps des douleurs vagues de rhumatisme qui se fixaient plus particulièrement dans les extrémités inférieures.

En décembre 1855, revenant à pied chez elle, avec quelques amis, du Théâtre-Français, par un temps froid et humide, elle sentit une douleur assez vive dans le poignet gauche. La nuit, sa souffrance s'étendit aux doigts, et le lendemain matin, ces parties étaient gonflées et le siége d'une inflammation très-prononcée. Une forte application de sangsues produisit beaucoup de soulagement ; mais, en même temps, la main droite devint douloureuse, s'enflammant dans presque toutes les articulations.

Ce rhumatisme aigu passa graduellement à l'état chronique. Deux mois après, toutes les articulations malades étaient encore très-engorgées et leur mouvement très-difficile.

Cependant, à la fin de janvier, madame Moreau se trouvait dans un état assez satisfaisant ; il y avait peu de douleur et peu de gonflement des parties molles ; mais presque toutes les extrémités articulaires des os étaient tuméfiées, et les deux mains déjetées en dehors. Cet état de choses persévéra, sans changement bien sensible, jusqu'au mois de mai suivant.

A cette époque, M. le docteur Chomel, son médecin, engagea cette dame à aller, soit à Aix-la-Chapelle, soit aux thermes de Saint-Amand. Dans le mois suivant, elle se rendit à ces premières eaux, où elle resta en traitement pendant trente-deux jours. Le résultat en fut assez satisfaisant : les douleurs avaient presque complétement cessé; mais les extrémités articulaires radio-carpiennes et celles de toutes les phalanges étaient restées engorgées, et les mains conservaient, en grande partie, la vicieuse direction qu'elles avaient prise : la malade ne pouvait s'en servir qu'avec beaucoup de difficulté. Dans l'hiver de 1857-58, le gonflement des os fit encore quelques progrès; aussi la déviation des mains était-elle revenue à peu près à l'état où elle était avant que la malade n'allât à Aix-la-Chapelle.

Le 22 juin 1858, madame Moreau se rendit aux thermes de Saint-Amand. Au vingtième jour du traitement, le gonflement de toutes les articulations était beaucoup diminué, et quinze jours après cette dame quittait l'établissement dans un état de santé très-satisfaisant. Les mains avaient repris leur direction naturelle; les extrémités articulaires des phalanges étaient revenues à leur grosseur normale, et il ne restait plus de cette longue et pénible maladie que de la roideur dans les mouvements, ce qui ne l'empêchait pas de se livrer à ses occupations habituelles.

SEPTIÈME OBSERVATION.

Rhumatisme subaigu de presque toutes les articulations des membres, passant à l'état chronique; trois années de durée; une grande amélioration après vingt-cinq jours de traitement.

Madame Gotiez, de Maretz, arrondissement de Cambrai, âgée de 45 ans, maigre, mais se portant habituellement bien, est, depuis quelque temps, sujette à des douleurs vagues de rhumatisme qu'elle ressent le plus souvent dans les deux bras. Dans le mois d'octobre de 1856, les articulations du médius de la main gauche deviennent douloureuses, et se gonflent ; bientôt la maladie s'étend à tous les autres doigts de cette main ; ensuite à celles de la main droite, puis après aux petites articulations des pieds. Là, cependant, ne s'arrête pas cette affection : en peu de temps, elle envahit les articulations radio-carpiennes et cubito-humérales, en un mot presque toutes celles des membres étaient atteintes par le rhumatisme ; cependant il n'avait pas de gravité : c'était un état subaigu qui ne retint pas longtemps la malade au lit. Des bains, des frictions de toute espèce, quelques vésicatoires volants, des boissons sudorifiques furent les moyens qu'on employa contre cette affection, qui s'amenda plutôt par l'effet du temps que par celui des remèdes.

Cependant dans l'automne de 1857, les douleurs revinrent dans la plupart des articulations, surtout dans celles des doigts et des orteils, qui se gonflèrent de nouveau. Au commencement de 1858, cette affection était à peu près dans l'état où elle se trouvait un an auparavant : un engorgement très-douloureux frappait toutes les petites articulations des mains et des pieds, dont les mouvements s'exécutaient très-difficilement. C'est dans cet état que la malade entra aux Thermes de Saint-Amand, le 5 août. Elle en sortit après vingt-cinq jours de traitement, dans un état satisfaisant : le gonflement des articulations était en grande partie dissipé; les mouvements partout faciles; aussi la marche s'opérait-elle librement, au point que madame Gotiez aurait pu faire à pied plusieurs kilomètres sans fatigue.

HUITIÈME OBSERVATION.

Inflammation subaiguë de presque toutes les articulations des membres, passant à l'état chronique. Très-longue durée de la maladie. Vingt-huit jours de traitement, très-grande amélioration.

M. Alexis Vidal, sculpteur sur bois, à Paris, âgé de 40 ans, d'une faible constitution, s'était toujours assez bien porté jusqu'à 1852. Au commencement de cette année, il éprouva des douleurs dans l'articulation tibio-tarsienne gauche, qui se gonfla considérablement. Dans la belle saison, ces accidents se calmèrent un peu, mais ils revinrent à l'automne suivant avec plus d'intensité.

Dans l'hiver, les douleurs des pieds disparurent; peu après, les articulations tibio-fémorales et iléo-fémorales s'enflammèrent, puis successivement presque toutes les articulations des membres inférieurs. La maladie était à l'état subaigu, et le malade dut garder assez longtemps le lit; cependant, avec le temps et les soins éclairés qu'il recevait, cette affection se calma; mais présentant toujours des alternatives de mieux et d'exacerbations, souvent déterminées par l'état de l'atmosphère; c'est ainsi qu'il passa plusieurs années, pendant lesquelles sa santé s'altéra profondément, bien qu'il menât une vie très-régulière.

Le 3 aout 1858, M. Vidal alla aux thermes de Saint-Amand, d'après les conseils que lui en avait donnés son médecin, M. le Dr Benoist. A son entrée dans cet établissement, sa santé était gravement altérée, par suite du mauvais état des organes digestifs; l'appétit était nul, et les digestions mauvaises. Les articulations tibio-tarsiennes se trouvaient extrêmement engorgées, assez douloureuses pour rendre la marche pénible; il ne pouvait l'exécuter qu'à l'aide d'une canne. Après vingt-huit jours de traitement, il n'existait plus de douleurs ni d'engorgements des parties molles environnant les articulations malades; les extrémités des tibias étaient seulement plus volumineuses que dans l'état naturel; la marche s'exécutait facilement; M. Vidal faisait régulièrement, dans les derniers jours de son traitement, quatre à cinq kilomètres à pied, tandis qu'il n'aurait pu en faire un seul lors de son arrivée dans les Thermes.

NEUVIÈME OBSERVATION.

Coxalgie rhumatismale. Grande amélioration après vingt-six jours de traitement.

Madame de ***, épouse d'un colonel belge, âgée de 41 ans, d'une très-bonne constitution, éprouvait depuis longtemps des douleurs de nature rhumatismale dans la cuisse droite; en 1857, elles se fixèrent dans l'articulation iléo-fémorale de ce côté; d'abord elles furent intermittentes; mais elles devinrent ensuite continuelles, et sans être très-aiguës, elles étaient cependant assez fortes pour empêcher la malade de marcher d'une manière régulière pendant quelque temps. Des moyens énergiques furent employés sans le moindre succès sur l'articulation malade.

Le 31 juillet 1858, elle alla prendre les bains de boues de Saint-Amand. A son entrée, la claudication était des plus prononcées et des plus douloureuses, surtout pendant les changements de temps; du reste, la santé était très-bonne. Après vingt-six jours de traitement, les douleurs avaient presque complétement disparu, et la claudication se trouvait de beaucoup diminuée. Cette dame pouvait faire une assez longue promenade sans être fatiguée.

DIXIÈME OBSERVATION.

Arthrites rhumatismales du genou et de la main gauche. Légère amélioration pendant le traitement, qui se complète après la sortie du malade de l'établissement.

Monsieur Bonifacio, d'un tempérament sanguin, d'une forte constitution, âgé de 59 ans, commissaire général de la marine, ressentit, en 1854, des douleurs dans la jambe gauche, de caractère rhumatismal. D'autres, de cette nature, ne tardèrent pas à se faire sentir dans les articulations des phalanges de la main de ce côté, et il y survint du gonflement. Beaucoup de moyens de traitement sont employés pour combattre cette affection, entre autres une série de vésicatoires volants sur le genou malade, sans résultats, bien avantageux. Pendant trois ans, cette maladie reste à peu près dans le même état, avec des variations en bien ou en mal qui paraissent déterminées par celles de l'atmosphère. Le 10 juin 1858, M. Bonifacio entre aux Thermes de Saint-Amand, et y reste jusqu'au 3 juillet suivant. A sa sortie, la seule amélioration qu'il a obtenue de son traitement est une diminution sensible de l'engorgement des articulations des phalanges; mais une lettre que nous recevons de lui, le 4 août de la même année, nous apprend, qu'après sa sortie de l'établissement, le mieux s'est prononcé davantage, et que l'état de sa santé est satisfaisant.

ONZIÈME OBSERVATION.

Arthrite rhumatismale aiguë du genou droit, passée à l'état chronique; épanchement dans la capsule synoviale; gonflement des extrémités osseuses articulaires; tuméfaction de la partie inférieure de la cuisse. Troisième année de la maladie.—Trente-cinq jours de traitement; disparition de l'hydrarthrose, de la douleur et de la tuméfaction de la cuisse.

M. Fromont, d'Orléans, âgé de 58 ans, d'une très-bonne constitution, fut affecté, en 1855, d'une pneumonie. A peine rétabli de cette maladie, il lui survint un rhumatisme articulaire aigu qui frappa successivement toutes les articulations. Cette maladie persévéra plusieurs mois, et ne disparut même jamais complétement, car le genou gauche resta toujours plus ou moins douloureux. En 1856, la douleur de cette partie s'accrut, et les extrémités du tibia et du fémur grossirent; de plus, une tumeur, faisant saillie, sur le côté gauche de l'articulation vint déceler l'existence d'un épanchement dans la capsule synoviale. En même temps que ces phénomènes se développaient, la cuisse s'engorgeait dans tout son tiers inférieur. Beaucoup de moyens de traitement ayant été employés sans succès, le malade alla, en 1857, prendre les eaux de Néris, dont il se trouva bien ; mais, quelque temps après son retour chez lui, tous les accidents revinrent. C'est alors que M. Bretonneau, de Tours, lui proposa la cautérisation transcurrente sur la partie malade. N'ayant pas voulu se soumettre à cette opération, il alla à Paris consulter plusieurs praticiens, entre autres M. Boyer, qui lui conseilla les boues de Saint-Amand. Il suivit cet avis, et arriva aux Thermes le 4 juin 1858, fort attristé de sa position, car un des médecins qu'il avait vus à Paris lui avait fait entendre qu'il aurait fallu recourir à l'amputation de sa jambe.

A son arrivée, je constatai que le genou gauche était de cinq centimètres plus gros que le droit. Sous la rotule, la peau était fortement distendue par du liquide épanché dans la capsule synoviale ; la pression sur ce point éveillait une douleur assez vive ; les mouvements de l'articulation s'accompagnaient toujours d'un craquement très-sensible ; tout le bas de la cuisse était engorgé, mais sans être douloureux. Les organes digestifs étaient en bon état.

Après trente-quatre jours de traitement, il ne restait de la maladie de M. Fromont que le gonflement des extrémités osseuses de l'articulation tibio-fémorale.

L'hydarthrose ainsi que la douleur qu'il ressentait étaient entièrement dissipées. Il en était de même de l'engorgement de la cuisse. Il quitta l'établissement pour aller visiter la Belgique, d'autant plus satisfait que l'état de son genou lui avait inspiré les plus vives inquiétudes.

Voilà, sans contredit, une affection bien grave ; elle n'en a pas moins cédé à l'ensemble des moyens de traitement que présentent les Thermes de Saint-Amand. Sans doute, le gonflement des extrémités osseuses de l'articulation malade ne s'est pas dissipé ; mais on sait combien la vie est peu développée dans les os, par suite, avec quelle lenteur leurs maladies s'établissent et se dissipent : on conçoit dès lors qu'on ne pouvait obtenir de changement de ce côté dans le court espace de temps que le malade est resté dans l'établissement.

DOUZIÈME OBSERVATION.

Arthrites rhumatismales du genou et du coude-pied droit. Guérison après vingt-cinq jours de traitement.

M. Collin, employé des Douanes à Dunkerque, âgé de 47 ans, exposé par les exigences de son service à toutes les intempéries de l'atmosphère, était depuis longtemps sujet à des douleurs vagues de rhumatisme. En 1857, les articulations tibio-fémorale et tibio-tarsienne droites s'enflammèrent assez brusquement, et forcèrent le malade à garder le lit. Un traitement antiphlogistique, diminua les accidents ; mais les articulations restèrent assez douloureuses pour empêcher M. Collin de reprendre son service. Dans l'hiver de 1857-58, les douleurs s'accrurent encore. Le 30 août de cette dernière année, le malade fut envoyé, par la direction des douanes de Dunkerque, aux Thermes de Saint-Amand. A son entrée, les parties molles environnant les articulations indiquées plus haut étaient très-engorgées et les mouvements des plus gênés, aussi le malade ne marchait-il qu'avec beaucoup de peine.

Après vingt-sept jours de traitement, l'engorgement était presque entièrement disparu, et il ne restait qu'un peu de roideur dans la marche, qui pouvait se prolonger assez longtemps sans fatigue.

TREIZIÈME OBSERVATION.

Arthrite rhumatismale aiguë de toutes les articulations des extrémités thoraciques et abdominales; suites graves de cette maladie, qui a sept mois de durée.—Amélioration des plus sensibles après vingt-sept jours de traitement.

M. Paul, négociant à Paris, éprouva, en 1856, de vives céphalalgies que M. le docteur Scelier, son médecin, considéra comme étant de nature rhumatismale.

Dans les premiers jours de janvier 1858, il lui survint brusquement des douleurs dans les deux pieds; bientôt ses souffrances s'étendirent aux jambes, aux genoux, aux cuisses, puis gagnèrent lentement les extrémités supérieures où elles se fixèrent plus particulièrement aux coudes, aux poignets et aux articulations des phalanges.

Pendant deux mois, ces douleurs furent intolérables, toujours accompagnées de fièvre et d'abondantes sueurs.

Le 30 juin suivant, six mois par conséquent après le début de sa maladie, M. Paul est amené aux Thermes de Saint-Amand dans une très-fâcheuse situation. Les membres thoraciques et abdominaux sont considérablement amaigris; la peau des deux mains est lisse, les doigts sont effilés, roides, déjetés en dehors et ne peuvent exercer aucun mouvement. La main droite est sensiblement plus froide que la gauche; l'auriculaire et l'annulaire de cette dernière sont froids; tandis que les autres ont une température ordinaire; tous, d'ailleurs, sont roides, sans mouvement, et tournés en dedans comme ceux de la main droite. Le malade ne peut aucunement se servir de ses mains : on est obligé de lui porter ses aliments et ses boissons à la bouche. Les deux extrémités inférieures sont roides, le pied gauche fortement tourné en dedans; tous deux souffrent quand ils touchent le sol.

Des douleurs se font souvent ressentir dans la cuisse, le long du trajet du nerf sciatique; deux personnes soutiennent le malade quand il veut essayer de marcher. Pas de fièvre; organes digestifs en assez bon état.

Pendant les premiers jours de son entrée à l'établissement, M. Paul n'éprouva aucun changement avantageux dans sa position; les douleurs ressenties dans la cuisse semblent même augmenter; mais, peu après, elles s'apaisent.

Le corps, qui, dans toute son étendue, était roide, s'assouplit; les doigts commencent à exercer quelques légers mouvements, reprennent graduellement leur position normale, et leur chaleur se répartit d'une manière uniforme.

Cette amélioration se fait également remarquer aux pieds : les douleurs qui s'y faisaient sentir cessent, ils reviennent à leur rectitude naturelle : aussi le malade peut-il commencer à marcher seul. Enfin, après vingt-quatre jours de traitement, M. Paul quitte l'établissement marchant sans appui, étendant et fléchissant les doigts de manière à pouvoir s'en servir, n'éprouvant plus de douleurs et ayant repris l'embonpoint qu'il avait avant sa maladie.

Le rhumatisme aigu est toujours une maladie grave; mais rarement on le voit frapper avec une gravité égale à celle dont a été affecté M. Paul. Après six mois passés dans de cruelles souffrances, malgré le traitement le plus actif, dirigé par un bon praticien, il peut encore à peine se soutenir. Les mouvements des pieds et des mains sont impossibles; ces parties ont pris une direction vicieuse qui seule suffirait pour en empêcher les fonctions; s'il fait quelques pas, c'est qu'il est soutenu; s'il prend des aliments, c'est qu'on les lui porte à la bouche. Il n'a pas encore cessé de souffrir, car des douleurs continuent à se faire sentir le long du trajet du nerf sciatique; sa faiblesse, son amaigrissement sont extrêmes : eh bien! tout cet état si fâcheux, contre lequel la médecine ordinaire était impuissante, cède en grande partie à nos moyens de traitement.

Dans le plus grand nombre des cas de rhumatisme articulaire, le trouble fonctionnel des muscles qui servent à leurs mouvements est dépendant de leur amaigrissement, de leur atrophie, suite d'un repos très-prolongé qui a nui à leur nutrition. Mais cette cause n'a pas été la seule qui ait agi chez M. Paul; il est certain que parmi ces muscles il y en avait d'atteints de paralysie; c'est dans cet état, selon moi, qu'étaient, en partie, les inter-osseux et palmaires, laissant leurs antagonistes dans une contraction permanente qui entraînait les doigts en dedans Le même phénomène se faisait observer aux pieds.

Nous pourrions rapporter un plus grand nombre de faits d'arthrites rhumatismales, recueillis en 1858 aux Thermes de Saint-Amand, mais ils ne présenteraient pas plus d'intérêt que ceux-ci et n'en seraient en quelque sorte que la répétition. Ils suffisent d'ailleurs pour démontrer combien est grande l'efficacité des moyens de traitement que cet établissement renferme contre cette maladie. Dans les observations qui suivent, l'inflammation des articulations est due à quelques violences extérieures, ou s'est spontanément développée sous l'influence d'une constitution scrofuleuse.

DEUXIÈME SÉRIE.

Arthrites causées par violences extérieures.

QUATORZIÈME OBSERVATION.

Fracture comminutive de la jambe droite; entorse méconnue pendant longtemps, traitée sans résultats très-avantageux par un long repos au lit. Guérison après trente-deux jours de traitement par les boues.

M. Dupont, âgé de 44 ans, d'une forte constitution, préposé des douanes à la station de Tourcoing, se fractura, le 13 juin 1857, les deux os de la jambe droite, à la suite d'une chute faite dans une rue de Lille, d'où il fut immédiatement transporté à l'hôpital militaire de cette ville. La fracture, qui était comminutive, donna lieu à des accidents fort graves, entre autres à un gonflement considérable de tout le membre, ce qui empêcha de remarquer qu'indépendamment de la fracture de la jambe, il existait une très-forte entorse de l'articulation tibio-tarsienne de ce côté, qui ne fut reconnue que trois mois après l'accident, alors que les os étaient consolidés. On ne combattit la maladie de l'articulation que par un repos absolu dans le lit, où le malade resta encore pendant 75 jours. Dès qu'il put se lever, il dut prendre des béquilles, qu'il garda pendant neuf mois consécutifs, durant lesquels sa posision resta dans un état presque stationnnaire.

Le 19 juin 1858, il entra aux Thermes de Saint-Amand, la locomotion étant toujours très-difficile, malgré ses béquilles. Après 32 jours de traitement, il quitta l'établissement, marchant facilement sans autre soutien qu'une canne, et put reprendre aussitôt son service. Ainsi un mois suffit pour dissiper entièrement un accident qui avait eu quatorze mois de durée.

QUINZIÈME OBSERVATION.

Luxation spontanée du fémur, suite de coxalgie; plaie fistuleuse à la partie supérieure de la cuisse gauche; tuméfaction considérable de cette partie. Trente-cinq jours de traitement. Guérison de la plaie; disparition de l'engorgement.

Le jeune Demonté, de Paris, commença à sentir, en 1855, des douleurs dans le genou gauche qui le firent boiter pendant deux ans et demi. Toute souffrance était disparue lorsque, dans le mois d'octobre 1856, ce même genou devint le siége de nouvelles douleurs, mais cette fois beaucoup plus fortes que les précédentes. D'après les conseils de monsieur le Dr Legendre, son médecin, il resta couché pendant quatre mois, durant lesquels ses douleurs s'accrurent considérablement. Comme il était évident qu'un travail morbide s'opérait dans l'articulation iléo-fémorale, on dirigea un traitement très-énergique vers cette partie. Après quatre à cinq mois, les douleurs disparurent; mais la tête du fémur avait quitté la cavité cotyloïde, et par suite, le membre de ce côté était sensiblement raccourci. L'enfant put alors quitter son lit, et marcher à l'aide de deux béquilles. Pendant un temps assez long, il fit usage des bains d'eau artificielle de Baréges, de l'huile de foie de morue et d'aliments très-substantiels. Malgré ce traitement bien rationnel et bien suivi, dans le mois de février 1857, il survint dans la partie supérieure externe de la cuisse gauche un vaste abcès, qui s'ouvrit et donna lieu à un écoulement de pus très-considérable.

Le jeune malade fut amené le 10 juillet suivant aux Thermes de Saint-Amand. Voici la situation dans laquelle il se trouvait alors : amaigrissement considérable, marche possible à l'aide de deux béquilles; raccourcissement de l'extrémité inférieure gauche, tuméfaction très-considérable de la partie supérieure de ce membre, qui présente une plaie fistuleuse d'où s'écoule un pus séreux, grisâtre et abondant; la sonde introduite de bas en haut se dirige vers la cavité cotyloïde, mais ne peut y arriver à cause de la déviation oblique que prend le trajet de la plaie à une certaine hauteur.

Le malade commença de suite l'usage des douches, des bains de boues, et de l'eau sulfureuse en boisson;

l'huile de foie de morue fut continuée, de même que le régime fortifiant, dont on banit les fruits, les légumes et le lait. Il y avait à peine quinze jours qu'il était à l'établissement, que Demonté allait sensiblement mieux : sa figure s'était colorée, il se sentait plus fort; il marchait encore avec deux béquilles, mais avec moins de difficulté; le pus avait pris un autre caractère, il était devenu blanc et moins abondant. Enfin, après trente-cinq jours de traitement, le malade quitta les Thermes dans l'état suivant : la plaie fistuleuse est complétement guérie, l'engorgement de la partie supérieure de la cuisse n'existe plus ; Demonté marche très-vite, avec une seule béquille; l'état général de la santé est très-satisfaisant.

Ce fait est des plus remarquables : il démontre de la manière la plus convaincante combien est grande la puissance d'action des moyens de traitement qu'offrent les Thermes de Saint-Amand; en moins de six semaines, une plaie fistuleuse, entretenue depuis six mois par la carie d'une partie de la cavité cotyloïde, et complétement guérie, de même que l'engorgement consécutif de toutes les parties molles environnant l'articulation. Entré à l'établissement avec deux béquilles qui lui étaient nécessaires depuis dix huit mois, le malade en sort, peu de temps après, avec une seule, à laquelle l'oblige une infirmité devenue incurable dans cette circonstance, le déplacement de la tête du fémur de sa cavité.

SEIZIÈME OBSERVATION.

Fracture de la clavicule et luxation de l'articulation huméro-cubitale droite, suite d'une chute. Hydarthrose du coude. Guérison.

M. Horneau, de Paris, de forte constitution, âgé de 55 ans, tomba de cheval aux Champs-Elysées, à la fin de novembre 1856. Cet accident détermina de graves contusions sur plusieurs parties du corps, la fracture de la clavicule et la luxation de l'articulation huméro-cubitale du côté droit. Deux mois après, la fracture était consolidée ; mais la luxation, bien qu'elle eût été facilement réduite, avait laissé du gonflement dans la partie, dont les mouvements étaient devenus douloureux pour peu qu'ils fussent étendus. Tel était l'état de l'articulation malade, quand M. Horneau tomba d'un escalier, et se blessa de nouveau le coude, qui se tuméfia considérablement, présentant tous les autres symptômes d'une grande inflammation. Plusieurs applications de sangsues produisirent de bons effets; cependant les parties molles environnant l'articulation restèrent plus engorgées et plus douloureuses qu'elles ne l'étaient avant ce second accident, et il survint une fluctuation annonçant un épanchement dans la capsule synoviale, malgré les soins éclairés qu'il recevait alors de M. le docteur Baudens.

Dans le mois de juillet suivant, M. Horneau alla aux Thermes de Saint-Amand. L'articulation malade était alors dans l'état suivant : les extrémités osseuses n'avaient pas plus de développement que dans l'état naturel; le tissn cellulaire sous-cutané était très-engorgé; la partie externe de l'olécrane offrait une tumeur de la grosseur d'une forte noix, avec fluctuation manifeste; les mouvements du coude étaient très-bornés. Du reste, la santé était bonne.

Le résultat du traitement fut une diminution très-sensible de l'hydartrose ; la disparition complète de l'infiltration des parties molles environnant l'articulation, et la possibilité de mouvements étendus, sans provoquer de douleurs.

DIX-SEPTIÈME OBSERVATION.

Distension des ligaments de l'articulation tibio-fémorale droite ; suite grave de cet accident, dix-neuf jours de traitement; grande amélioration, puis guérison.

Au commencement de 1856, M. Logier, alors habitant Bordeaux, avait éprouvé, pendant une promenade, une torsion des ligaments de l'articulation du genou droit. Cette affection l'avait forcé à garder le lit pendant quatre mois. Quand il le quitta, étant encore très-gêné dans la marche, il se disposait à aller prendre les eaux de Baréges, quand un de ses parents l'engagea à donner la préférence aux boues des Thermes de Saint-Amand. Il suivit cet avis, et arriva à cet établissement le 6 juillet suivant.

A son entrée, le désordre le plus prononcé qu'on observait dans l'articulation malade était la saillie que formait le tendon du droit antérieur de la cuisse, du ligament rotulien et de la rotule, qui se trouvait fortement écartée du condyle du fémur : c'était là le seul phénomène pathologique que j'avais noté; aussi n'aurais-je pu consigner cette observation dans ce travail, si, dans une lettre datée de Barcelonnette, le 28 juillet 1857, M. Logier ne m'eût donné les renseignements dont j'avais besoin. Je crois devoir la rapporter ici, parce qu'elle donne une idée très-exacte de son état, lorsqu'il a commencé son traitement, et des effets qu'il en a obtenus :

« L'affection du genou, me dit M. Logier, m'était venue à la promenade, à la suite d'une torsion ; lorsque je me suis déterminé à aller prendre les boues, il ne me restait que l'empâtement dans la partie malade, mais il y avait une grande roideur dans l'articulation. Dès la troisième ou quatrième boue, l'amélioration s'est fait sentir. A partir de ce moment, les mouvements du genou se sont de mieux en mieux exécutés, et la claudication a diminué graduellement.

« Lorsque je suis arrivé à Barcelonnette, dans les premiers jours d'août, l'articulation était encore faible, mais le mieux que j'avais ressenti aux eaux a continué progressivement.

« Au mois de septembre, je ne pouvais monter à cheval que du côté remontoir ; à la fin d'octobre, j'ai pu commencer à le faire du côté montoir, mais avec l'aide d'une ou deux personnes ; aujourd'hui, je monte à cheval avec la même facilité que si jamais je n'avais rien eu à la jambe. Je marche pendant cinq ou six heures de suite dans nos montagnes, qui présentent, sur certains points, une pente de cinquante à soixante-quinze centimètres par mètre, sans éprouver autre chose qu'une lassitude générale, qu'un repos de quelques heures suffit pour faire disparaître. Le genou qui, à l'époque où je suis entré à la fontaine Bouillon [1], présentait une saillie de plus d'un pouce, ne dépasse plus l'autre genou que de quelques lignes. Avant six semaines, je pense que l'extension se fera aussi complétement que par le passé. La claudication n'existe plus. D'après les explications qui précèdent, vous jugerez sans doute que c'est avec raison que je me considère aujourd'hui comme radicalement guéri d'une affection qui m'avait forcé à garder le lit pendant quatre mois. »

Ce fait est remarquable, à cause de la promptitude avec laquelle les effets avantageux des eaux se sont fait sentir.

DIX-HUITIÈME OBSERVATION.

Arthrite, par cause externe, de l'articulation tibio-fémorale ; distension des ligaments articulaires, surtout du rotulien. Troisième année de la maladie. Vingt-six jours de traitement; amélioration très-sensible.

Madame la comtesse de ***, d'Orléans, tourmentée, depuis plusieurs années, par un rhumatisme vague, qui occupait plus particulièrement les articulations, ressentit, en dansant, en 1854, une vive douleur dans le genou droit. En quelques jours, cette partie devint très-enflée et douloureuse. Cet état de choses se maintint longtemps, bien qu'il fût combattu par un traitement très-actif.

En 1855, cette dame alla prendre les eaux de Néris, et les quitta sans en avoir obtenu aucun avantage. Après être restée assez souffrante de l'articulation malade

[1] Nom donné dans le pays aux thermes de Saint-Amand.

pendant deux ans, elle vint dans le mois de juillet 1857, aux boues de Saint-Amand. A son arrivée, je constatai que le genou droit était d'un centimètre et demi plus gros que le gauche; la marche était gênée, mais sans être douloureuse; les ligaments de la rotule, évidemment distendus; aussi cet os était-il d'une grande mobilité, et ne s'appliquait plus contre les condyles du fémur; comme dans la plupart des cas semblables, un craquement se faisait entendre pendant les mouvements de l'articulation.

Madame de *** resta vingt-six jours à l'établissement et en sortit dans un état satisfaisant, car son genou était diminué de grosseur, et elle pouvait faire, à pied et sans fatigue, une longue marche tandis; qu'avant son traitement, elle n'aurait pu faire un quart de lieue.

DIX-NEUVIÈME OBSERVATION.

Arthrites tibio-tarsienne, suite d'entorses. Neuvième année de la maladie. Amélioration sensible après un mois de traitement.

M. Denis, de Bazuel, se fit, pendant l'année 1853, deux entorses au pied gauche. Pendant une fièvre typhoïde grave dont il fut affecté cette même année, ses deux jambes s'engorgèrent et restèrent dans cette situation pendant cinq mois. Cet état morbide se dissipa ensuite, mais l'articulation tibio-tarsienne, celle qui avait été le siége des deux entorses, resta très-enflée et douloureuse. Cette situation maladive de l'articulation du pied persévéra jusqu'au mois d'avril 1854. A cette époque, l'engorgement fit de nouveaux progrès, et la partie malade redevint plus souffrante. Cette affection fut traitée par un grand nombre de moyens topiques, mais sans aucun succès. En 1855, M. Denis alla aux eaux de Bourbonne, qu'il quitta absolument dans le même état où il se trouvait avant d'en faire usage. Pendant l'hiver de 1855 à 1856, la tuméfaction de l'articulation augmenta encore, ainsi que la douleur.

A son entrée à l'établissement thermal de Saint-Amand, le 16 juin 1857, l'articulation tibio-tarsienne gauche présentait un développement plus fort de moitié que celle de l'autre jambe. Les deux côtés, mais surtout le gauche, offraient un bourrelet sur lequel se dessinaient des veines variqueuses, évidemment formées par un épanchement dans la capsule synoviale. L'extrémité inférieure du tibia est sensiblement gonflée; les mouvements du pied sont très-restreints; la marche, sans être douloureuse, est très-gênée, aussi y a-t-il claudication.

Après un mois de traitement, M. Denis quitte les Thermes dans un état d'amélioration prononcée. L'engorgement est de beaucoup diminué; les mouvements du pied sont plus étendus, sans douleur; il ne boite plus en marchant, et il peut faire des courses plus prolongées.

VINGTIEME OBSERVATION.

Arthrite aiguë passée à l'état chronique et se maintenant ainsi pendant près de onze ans par l'effet d'accidents successifs. Grande amélioration obtenue par deux traitements aux Thermes de Saint-Amand.

M. Quesnu, voyageur du commerce, fit une chute de cheval dans le courant de 1847, qui contusionna fortement son genou gauche, au point de le forcer à garder le lit pendant trois mois. Il boitait encore six mois après. Cette partie resta douloureuse pendant plusieurs années. En 1853, il alla prendre, pour cet accident, les eaux de Bourbonne, dont il éprouva de bons effets. En 1854, après avoir franchi un fossé, il ressentit une vive douleur dans le même genou, qui devint très-enflé. Les suites de ce nouvel accident durèrent plus de six mois, pendant lesquels la marche resta très-difficile. A peine en était-il rétabli, qu'à la suite d'un effort musculaire pour prévenir une chute, il vit se réveiller les symptômes inflammatoires du genou depuis si longtemps malade, et il fut pendant six mois encore en traitement. Étant à Lille, en 1855, il fit une nouvelle chute dont le genou gauche eut encore à souffrir, et qui, après les principaux accidents locaux passés, le força à prendre des béquilles pendant dix-huit mois. Deux années de suite il retourna à Bourbonne. Dans la première, il n'en retira aucun effet avantageux, resta souffrant jusqu'à l'année d'après ; mais cette fois les eaux eurent des résultats favorables ; il put marcher avec une canne.

Pendant une promenade, une chute nouvelle ramena pour une troisième fois tous les accidents inflammatoires précédents. Le genou devint très-douloureux et s'engorgea considérablement, surtout au jarret. La cuisse elle-même s'enfla avec douleur ; il était impossible au malade de poser le pied à terre.

Il vint, en 1857, prendre les boues de Saint-Amand. Pendant six semaines, il n'en ressentit aucun effet favorable ; mais, peu de jours après être sorti de l'établissement, il survint graduellement un mieux sensible, qui ne lui permit cependant pas de marcher sans deux béquilles. Il était encore dans cet état quand il revint, le 13 juillet 1858, reprendre les boues Son état s'améliora tellement cette fois, qu'il put abandonner une de ses deux béquilles avant de quitter les Thermes; c'est assez dire que sa marche était devenue plus facile. M. Quesnu n'était donc pas sorti complétement guéri de l'établissement sanitaire de Saint-Amand, mais son état s'était très-sensiblement amélioré pendant le dernier séjour qu'il y fit : or, quand on pense que son genou avait été presque constamment malade pendant onze ans, il est impossible de méconnaître la puissante action des moyens de traitement qu'offrent nos Thermes contre ces sortes d'accidents

Nous n'étendrons pas davantage la série des faits qui démontrent la grande efficacité des boues de Saint-Amand dans les maladies des articulations; sous peu, nous en publierons d'autres qui constatent également l'heureuse influence de cet agent thérapeutique [1] dans les rhumatismes musculaires et les névralgies, surtout celles du nerf sciatique.

[1] Un kilogramme de boue de l'établissement thermal de Saint-Amand renferme 14 grammes de fer, 2 de soufre et 68 de matières végéto-animales. Le gaz hydro-sulfurique s'échappe avec abondance de ce composé, et les eaux qui s'en écoulent, de même que celles des fontaines, laissent déposer sur leur passage, sous forme de filaments blancs, une matière glaireuse à laquelle M. Longchamps a donné le nom de barégine.

www.ingramcontent.com/pod-product-compliance
Ingram Content Group UK Ltd.
Pitfield, Milton Keynes, MK11 3LW, UK
UKHW032019260826
14628UKWH00006B/2574

9 782019 655822